Druck und Bindung: createspace.com
ISBN-13: 978-1537230603
ISBN-10: 1537230603

Jane Ross

Momente des Glücks

Glück und Momente

Was sagst Du? Glück? Das habe ich doch schon im Kindergarten und viel im Leben gehört.
Neulich habe ich in der Bahn eine Frau sagen hören: „Denken ist reine Glückssache."
Manche glauben zu wissen was Glück ist. Andere verbinden das Denken mit dem Glück.
Was bringt es mir, mich nur zu beklagen, zu beschweren und unzufrieden zu erstarren, so als ob mir jemand mein gutes Recht auf Glück genommen hat?
Wie fühlt es sich an Glück zu haben und es zu erleben?

Wir wissen, dass es keine Sicherheit gibt und keinen Ort, wo wir uns verstecken können.
Verschieben können wir es, bis uns das Problem oder die Situation auf die Schulter klopft und sagt: „So, mein lieber Freund, so geht es nicht weiter! Spule Dein Leben zurück und betrachte die Situationen, wo Du aus Angst oder Bequemlichkeit nur in der Mitte gelebt hast."

„Es spielt keine Rolle, wie langsam du gehst, solange du nicht stehen bleibst."
Konfuzius

Spiegel

Angefangen hat alles, als ich wieder von vorne anfing. Ein neuer Lebensabschnitt, neue Freunde, alles neu.

„Ich kenne mich. Die anderen kennen mich auch." Es ist gut so, wie es ist. Trotzdem weiß ich immer noch nicht, was Glück ist.

Die Zeit ist jetzt gekommen. Ich setze mich für ein paar Minuten hin, nehme meinen Notizblock und schreibe. Alles, was mich beschäftigt, wie ich mich fühle. Irgendwie komme ich nicht dazu zu schreiben, warum ich mich so fühle. Irgendwas in mir möchte ein Spiel mit mir spielen. Ob es ein Versteckspiel ist, oder etwas anderes, ist noch nicht klar. Es ist wie in einer Badewanne zu sitzen. Zwischen Schaum und Nebel, zwischen den Düften und Farben. Zwischen heute und morgen.

Das Leben bewegt sich. Es ist wichtig dies zu verinnerlichen und zu wissen, wo man steht. Ob in einer Badewanne von Mitleid und Verstecken, oder draußen, angezogen und bereit sein Leben in die Hände zu nehmen.

Als was sehe ich mich im Spiegel, als ein Kätzchen oder einen Elefant?

Eine Person, müde vom Leben, oder eine glückliche Person?

Cappuccino oder nur Schaum ohne Kaffee

Auf dem Blatt in meinem Notizblock sehe ich nur
wenige Worte? Auch wenig ist viel.
Wer bin ich? Im Moment. Bin ich Cappuccino oder
bin ich nur Schaum ohne Kaffee?
Ich verbinde verschiedene Wörter von einer Seite
des Blattes miteinander.
So kommt „traurig" zu „innere Unruhe",
„unzufrieden" zu „viele Wünsche". Daraus leite ich
meine Bausteine ab: „Familie", „Freunde",
„Arbeit", „Mich selbst".
Danach nummeriere ich die Begriffe mit den
Zahlen von 1 bis 10, weil ich 10 Wörter habe.
Ich beginne mit der Nummer 1. Wenn ein Wort wie
„traurig" mit „Freunde" verbunden ist, dann
beginne ich damit. Ich stelle mir viele Fragen und
denke darüber nach. Dabei entdecke ich, dass ich
meine Energie und Kraft für Dinge und Menschen
verschwende, die es gar nicht schätzen. Diese
Erkenntnis ist ja eher die Richtung Schaum ohne
Kaffee. Ich habe keine Lust, mit mir wieder zu
verhandeln. Vielleicht brauche ich Hilfe von
meinen Freunden.
Eine Freundin oder einen Freund anzurufen und im
Gespräch die roten Fäden der Situation oder den
Menschen zu finden, erleichtert mich.
Alles braucht seine Zeit, auch für mich da zu sein
braucht Zeit.

Vanilleeis mit Kokosnuss und ein Hauch Rosenduft

Am Abend schließe ich meine Augen. Ich stelle mir vor, wie ich mit einem kleinen Löffel Eis koste.
Stelle mir das Wort vor, was ich sehe, was kommt: Gefühle, Bilder, Symbole, Gedanken.
Danach schreibe ich alles auf. Die Wörter sind mit mir und meiner Situation verbunden.
Ich bin von der Vorstellung, dass ich Eis koste, so besessen, dass ich tagelang danach ausprobiere.
Ich bin keine große Eisesserin. Mich unterstützen die Worte: Offen, Mut, Bereit, Selbst und Wert.
Was passiert, wenn ich sie sage, welches Thema ist da? Welche Menschen melden sich, was für Themen bringen sie? Woher kommen die Menschen, kennen sie mich von früher oder leben sie in einem anderen Land?
Die Eiskreationen schreibe ich mir auf und beobachte die Bilder von Rosen. Es dauert so lange, bis ich sicher bin, dass ich mich sehr wohl fühle.
Nach drei Wochen ist der Rosenduft immer noch präsent und ich fühle mich gestärkt.

In diesen Wochen, in denen ich ein Thema bewusst beobachte, mache ich gern zwei Sachen: Komplimente, Lächeln. Also der Rosenduft. Komplimente übertrage ich zuerst an meine Familie.

Es erscheint mir ungewöhnlich, weil ich es für selbstverständlich halte. Am Anfang reichen ein oder zwei Aufmerksamkeitsgesten aus, um die Freude in den Augen meiner Lieben zu sehen. Der Duft des Lächelns ist die kürzeste Verbindung zwischen zwei Menschen. Um sich hier zu verständigen, bedarf es dann eigentlich keiner Worte mehr. Dies hat eine eigene Sprache.

Zusammen oder getrennt bringen Eiskreationen „Komplimente machen" und „Lächeln" gute Laune und die Freude hält Einzug in meinem Alltag. Ich entscheide mich spontan eine Reise anzutreten, tanzen zu gehen und auf meine Ernährung zu achten. Dies anzunehmen, hilft mir den Duft des Lebens zu spüren und mich für meine Wahrnehmungen zu öffnen.

„Wir ziehen nicht das an, was wir wollen, sondern das, was wir sind."
James Lane Allen

Über den Duft der Wahrnehmung

Wir haben sie alle, die Wahrnehmung. Das ist unsere natürliche Ressource. Sie ist einfach da und wartet nur darauf, entdeckt zu werden. Wie ich damit umgehe hängt davon ab, ob ich meine Wahrnehmungen entwickeln möchte. Denn der Duft der Wahrnehmung ist das Tor zur geistigen Welt. Die Augen führen zum Herz, die Ohren zur Haut, der Geruch zum Gehirn und die Ströme der Wahrnehmung zum Unbewussten.
Und auf einmal weiß ich: die Wellen des Duftes in Balance zu bringen macht mich glücklich. Die äußere und innere Welt zeigen die Harmonie der Wahrnehmung. Der Rosenduft ist auch da.

Meine Wahrnehmungen zu entwickeln? Geht das überhaupt?

Im Leben bin ich täglich gefordert, eine Wahl zu treffen. Ob es sich um die Kleiderauswahl handelt oder um eine Partnerschaft oder ein Problem, dies muss ich wählen. Meistens geschieht dies unbewusst. Ich mache mir keine Gedanken darüber, wie es geschieht.

Ich habe mir vorgenommen, jede Woche gewisse Dinge oder Menschen zu beobachten, ohne sie zu beurteilen. Nur beobachten. Nur Vanilleeis und

Rosenduft. Gibt es auch Kokosnuss oder ist es reine Vanille?
Wie reagiere ich, wenn ich mit gewissen Themen konfrontiert werde?
Meine Beobachtungen habe ich in einem Tagebuch festgehalten. Daraus ist ein Wunscherfüllungsprogramm entstanden.

Vor kurzem hat mir ein Geschäftsmann gesagt: „Wahrnehmung? Wozu brauche ich sie? So ein Quatsch. Ich bin beschäftigt und habe keine Zeit für so was."

Ich habe nur gelacht und ihm gesagt: „Jeder hat sie, jeder braucht sie. Und der Mitarbeiter, den Sie entlassen möchten, hat Potenzial für ein neues Konzept Ihres Unternehmens." So ging es dann los. „Woher wissen Sie das? Sie haben uns ausspioniert!" Er war so aufgeregt, dass ich vor Staunen nichts sagen konnte und das Firmengebäude verließ.

Zwei Wochen nach dem Vorfall hat mich der gleiche Abteilungsleiter angerufen. „Sie hatten Recht, wir haben ihn nicht entlassen, er hat uns ein innovatives Konzept gezeigt. Wann können wir uns treffen?"

Von welcher Gruppe Menschen und Eis gibt es mehr?

Von den produktiven, schöpferischen Köpfen, oder von den faulen, die für die Befriedigung ihrer Instinkte leben?

Warum muss ich meine Wahrnehmung beachten?
Was hat das mit Geben und Nehmen zu tun?
Mit Festhalten und Loslassen?

Je mehr die Zeit vergeht, desto mehr wächst die Fähigkeit, verschiedene Eissorten zu unterscheiden, verschiedene Rosendüfte zu unterscheiden und die Farben der Wahrheit von der Halbwahrheit.
Ich habe meine Fähigkeit der Wahrnehmung wiedergefunden und beginne erneut den Weg zu mir selbst.

Ich nehme mir vor, etwas oder Jemanden eine gewisse Zeit zu beobachten, ohne zu beurteilen oder zu bewerten. Einfach beobachten. Mein Thema ist die Schönheit. Ich beobachte Menschen und suche mir etwas Schönes im Inneren und Äußeren, dann sage ich es ihnen. Zuerst mache ich ein Kompliment. Das macht Freude.
Ich mache einem fremden Menschen eine Freude. Dabei beobachte ich, wie ich mich fühle, achte auf meine Körpersignale und nehme alles um mich herum wahr. Ich nutze die unbewussten Impulse, die mir meine Stimme gibt, um Freude im Alltag zu erleben.

Morgenkaffee mit Lavendel

Bevor ich mich entschieden habe, dieses Buch zu schreiben, hatte ich viel Erfahrung mit Menschen aus verschiedenen Kulturkreisen, Ländern, mit unterschiedlichen Mentalitäten. Ich traf immer wieder Menschen, die nur gaben und nichts zurückbekamen oder Menschen, die nur nahmen. „Jane, wieso machst du das?", fragte mich eines Tages meine liebe Freundin. „Du hilfst und unterstützt so viele Menschen, die es nicht verdienen. Sie machen doch auch nichts für Dich!"

Seit diesem Moment war das Thema ein heißes Thema für mich. Jeden Tag bereite ich meinen Morgenkaffee mit einer Prise Lavendel zu. Die Fragen nach dem Sinn sind da. Was bewegt uns, anderen zu helfen und sie zu unterstützen?
Wie sieht das Glück aus in meinem Leben?
Wie sieht Nehmen und Geben bei mir aus?

Wir Frauen neigen oft dazu, in eine Opferrolle hinein zu schlüpfen ohne darüber nachzudenken. Dies geschieht unbewusst. Wir haben Angst davor, uns selbst wahrzunehmen, und wollen uns selber nicht kennenlernen. Wir lassen uns ausnutzen und haben dabei Schuldgefühle.

Das Leben kann auch anders sein.

Ich mache eine Bestandsaufnahme von meinen Beziehungen: im Privatleben und im Beruf. Wer gehört zu meiner Welt und welche Leute habe ich als Freunde oder als Geschäftspartner? Ich bin von Leuten umgeben, die enttäuschte Opfer, Blutsauger, Menschen, die mich tadeln und bestrafen und Kommunikation zurückhalten, passiv-aggressive Herrscher sind. Ich fühle mich ausgelaugt und leer. Dann ist es an die Zeit, eine Prise Lavendel in mein Leben hineinzubringen. Ich fange an aufzuräumen. Von der Wohnung bis zu den falschen Freunden und Kollegen in der realen und virtuellen Welt. Nicht nur der Herbst ist eine Zeit zum Erntedank, sondern jetzt.

Es gibt einen Grund, warum es in meiner Welt solche Leute gibt. Weil alle Beziehungen, die schwierig scheinen, Geschenke sind, um mir zu helfen Blockaden, Talente und neue Richtungen auf meinem Weg zu finden. Mühsame Beziehungen sind in meinem Leben da, um mir zu helfen und mich von ungesunden Gefühlsgewohnheiten zu befreien.

„Liebe ist unsere wahre Besinnung. Wir finden den Sinn des Lebens nicht von selber - wir finden ihn mit anderen."
Thomas Merton

Ich fühle mich jetzt besser. Mache weiter damit, bis ich das Gefühl habe, der Geschmack meines Morgenkaffees hat sich verändert und ich spüre jetzt deutlichen den Lavendelduft.

Ich atme frei.

Die Freude am Leben kommt, das Neue kommt auch. Ich gebe ihm eine Chance, in meinem Leben präsent zu sein.

Holundersekt

Immer wenn ich kleine oder große Erfolge feiern möchte, sehe ich Holundersekt in meinem Glas. Ich habe etwas geschafft und lasse los. Das Loslassen gehört zum Leben. Manchen Menschen fällt es schwer loszulassen. Besonders Menschen, die in der Kriegszeit aufgewachsen sind oder aus armen Verhältnissen und Ländern kommen, tun sich sehr schwer, die unnötigen Dinge, Gegenstände oder Beziehungen loszulassen. Mir fiel es auch schwer, manche Dinge loszulassen. Natürlich habe ich ein Lieblingskleidungsstück in meiner Garderobe gelassen, das für mich eine Erinnerung ist.

Den schönen bunten Schal aus der Toskana mit vielen Nuancen von Blau habe ich immer noch gerne. Die anderen Sachen habe ich verschenkt, verkauft oder weggeworfen. Seitdem reise ich mit weniger Gepäck. Manchmal bin ich die einzige Frau im Zug, Bus oder Flieger, die mit unter zehn Kilo ihr persönliches Reich bei sich hat.

Alles, was man braucht, kann man überall auf der Welt kaufen. Wenn man möchte.

Heute weiß ich – Loslassen und sich nie mehr als Opfer fühlen, ist mein persönlicher Meilenstein zu meinen Träumen. Für meine Illusionen oder Enttäuschungen bin nur ich verantwortlich.

In der Opferrolle kann ich nicht bewusst handeln. Ich lasse dann mein Leben in den Händen der Anderen. Und sie machen was sie wollen mit mir: Kontrolle behalten oder meine Dienste ausnutzen. Es hat lange gedauert, bis ich das Gefühl hatte, befreit zu sein und über mein Leben selbst zu bestimmen. Manchmal sind es alte Gewohnheiten und Verhaltensmuster, die unseren Weg verlangsamen und unser altes Leben festhalten. Manchmal ist es das Gefühl, sich geborgen zu fühlen, wenn man das Bekannte um sich herum hat. Wenn ich loslasse, fühlt sich das gut an.

Ich kann mein wahres Selbst überall spüren, und ich liebe es.

Loslassen ist eine Lebenslektion.

Festhalten bringt nur Probleme mit sich.

Ich lasse lieber das Neue, frischen Wind in mein Leben, mir neue Wege zeigen.

Ich nehme mir jetzt Zeit, um darüber nachzudenken, ob ich gewisse Dinge oder Menschen überhaupt brauche. Was machen sie in meinem Leben? Bin ich damit glücklich?

Lebe ich wirklich meine Träume oder bin ich im Dienst von jemand anderem?

Was tut mir gut? Tanzen? Musizieren? Schreiben? Rad fahren? Schwimmen?

Ich traue mich und probiere es!

Ich tue es für mich und nicht für die Anderen. Wenn mich jemand beurteilt, schenke ich ihm etwas. Schenke ihm ein Lächeln und ein Buch.

„Es ist nicht unsere Aufgabe, die ganze Welt auf einmal in Ordnung zu bringen, sondern uns auszudehnen und den Teil der Welt auszubessern, der in unserer Reichweite liegt."
Clarissa Pinkola Este`s

Die meisten Sachen, die uns begegnen, bestehen aus zwei Teilen - Holunder und Saft zum Beispiel. Die dualistische Betrachtung der Welt beinhaltet zwei Pole: Nord und Süd, Kalt und Warm, Schwarz und Weiß, Links und Rechts, Geben und Nehmen. Wenn ich das chinesische Symbol der Harmonie „Monada" betrachte, staune ich, wie wahr es ist. Im weißen Teil ist ein schwarzer Punkt und umgekehrt - im schwarzen Teil ist ein weißer Punkt enthalten.

Auch die empirischen Untersuchungen geben heute Aristoteles recht: Menschen, die sich für andere einsetzen, sind in aller Regel zufriedener, oft erfolgreicher und sogar gesünder als Zeitgenossen, die nur an ihr eigenes Wohl denken.

Albert Schweitzer bekannte einmal: „Wirklich glücklich werden nur die, die entdeckt haben, wie sie für andere da sein können." Aber wir geben nicht wahllos. Gerechtigkeit gehört zu unseren stärksten Bedürfnissen überhaupt und sie ist lebensnotwendig. Der Hunger nach Gerechtigkeit

beschert uns die dunklen Seiten des Gebens und Nehmens: Rache, Neid, Abgrenzung und Hass.
Eine zentrale Erkenntnis des deutschen Psychologen Stefan Klein ist, dass Egoisten nur kurzfristig besser abschneiden, auf lange Sicht aber meist nur Menschen weiter kommen, die sich auch für das Wohl anderer einsetzen.
Die Frage, ob man sich um andere oder lieber um das eigene Glück kümmern soll, fände dann von selbst die Antwort: Um beides - weil es das eine ohne das andere nicht gibt. Wie kann ich sicher sein, dass ich eine Balance zwischen Geben und Nehmen erreicht habe?
Zu versuchen immer zwischen dem Geben und Nehmen zu balancieren ist schwer, würden Menschen sagen. In jeder Lebensphase befinden wir uns irgendwo da: entweder beim Geben oder beim Nehmen. Manchmal habe ich das Gefühl zu ersticken. Die innere Unzufriedenheit wächst und ich bin oft traurig und fühle mich nicht verstanden. Dann ist die Zeit gekommen, um etwas zu verändern.
Es ist so wie ein Ritual bei mir. Ich rufe mindestens eine/n Freund/Freundin an und spreche über meinen Lebensabschnitt oder mein Problem. Oft bringen diese Gespräche mehr Klarheit und Gewissheit, wo ich gerade stehe. Oder ich suche mir einen Berater, der mir sympathisch ist und mich versteht.

„Ich rate euch, nicht einer, sondern viele zu sein.
Seid der Hausbesitzer und der Obdachlose, der
Bauer und der Spatz, der das Samenkorn pickt,
noch bevor die Erde es aufnimmt. Seid der
Spender, der aus Dankbarkeit gibt, und der
Empfänger, der stolz und in Anerkennung nimmt."
Khalil Gibran

Der Raum dazwischen

Nach einer Krise oder einer unangenehmen
Situation komme ich an meine Grenzen.
Wie von selbst taucht die Frage auf: „Möchte ich so
weitermachen wie bisher und mache „alles wie
immer" oder möchte ich etwas ändern?
Ich befinde mich in einem Zwischenraum. Nur ein
Schritt reicht, um in einen anderen Raum zu
gelangen.

Bei einem Seminar habe ich mich nicht wohl
gefühlt. Ich war überfordert und konnte danach
nicht schlafen.
Monate vergingen, bis ich das Gefühl hatte, ich bin
wieder zu meiner inneren Mitte gekommen.
Aus jeder Situation oder einem Gefühl, das uns
stört und unsere Komfortzone erreicht, können wir
lernen, uns zu öffnen.
Ich habe viel darüber nachgedacht und mich
entschieden loszulassen: Das Gefühl, unter Druck
gesetzt zu werden, Mut zu haben und
Verantwortung für das eigene Leben zu
übernehmen, zahlt sich aus.
Ich habe Mut, die Verantwortung für mein Leben zu
übernehmen.

Perlensucher

Was hat eine Perle mit meinen Wünschen zu tun?
Wie sich eine Perle bildet weiß ich.
Die negativen Eigenschaften meines Charakters
sind störende Sandkörner, welche sich in eine
wertvolle Perle verwandeln können. Diese
Möglichkeit besteht.
Ich habe mir ein Ziel gesetzt: Für ein, fünf oder
zehn Jahre. Danach kommt die Überlegung: Was
brauche ich, um das zu erreichen, was ich möchte?
Einige werden sagen: Geld, andere Zeit und andere
wiederum bestimmte Dinge.
Warum haben sich meine früheren Wünsche nicht
erfüllt? Welche meiner Charaktereigenschaften
haben mich gehindert? Jetzt bin ich ein echter
Perlensucher, der kleine Schritte wagt.

Der erste Schritt:
Ich zähle alle Schwächen meines Charakters auf.
Warum will ich es: „So gut wie möglich?", und es
ist gekommen: „So wie immer."
Ich finde den Grund, der dem entgegensteht.

Der zweite Schritt:
Ich führe eine Handlung aus, an die ich mich
niemals zuvor herangewagt hätte. Und fühle es,
überzeuge mich, dass ich es kann. Danach mache
ich einen inneren Abdruck von dieser neuen
Überzeugung.

So speichere ich diesen Zustand im Gedächtnis und präge mir diese Empfindung ein.
Wenn ich z.B. einen Bungee-Jump machen oder mit einem Fallschirm abspringen möchte, bereite ich den Boden für die Verwirklichung des Hauptziels.

Der dritte Schritt:
Ich muss mich unbedingt zwingen, mir einhämmern, dass ich genau der Mensch bin, der seinen Traum verwirklicht und sein Ziel erreichen kann.
Mir steht bevor, über meine neue Verfassung des eigenen Verhaltens und Handelns zu schreiben. Die Verfassung, die meinen Erfolg sichert.

Ich beobachte das Synchronisieren in meinem Leben und meine innere Stimme. Ich gebe dem Universum die Möglichkeit, mir Informationen und Offenbarungen zu schicken, die meinen Wunsch nach Veränderung nach vorne bringen. Ich bin wachsam und achte auf die kleinsten Zeichen, die mir im Alltag begegnen. Danach denke ich in Bezug zu meinem Thema darüber nach.
Was hat sich verändert, was ist gleich geblieben?
Was für einen Sinn und eine Bedeutung haben die Zeichen für mich jetzt?
Die Weisheit kann man mit der Intuition vergleichen: Geistesblitz, der wie Strom leuchtet.
Plötzlich ist die Erkenntnis da.
Ich stelle mir vor, wenn ich heute aus dem Haus

gehe, begebe ich mich auf eine Perlensuche und alles, was mir begegnet, ist eine Botschaft für mich; Gespräche, Worte, Bildboards, TV, Werbung. Wenn ich einen Schrei auf der Straße höre oder mit jemandem spreche, stelle mir vor, dass dies ein Zeichen ist.

Abends schreibe ich alles auf. Ich suche die Synchronisation in diesen Situationen.

Falls ich etwas sehe, was sich wiederholt - Farbe, Zahl, wiederholtes Wort, blättere ich auf eine neue Seite und schreibe es auf. Ich nehme dieses Synchronisieren zwischen Ereignissen und Symbolen, oder die Assoziation, die sie verbindet, als Botschaft des Tages.

Ich meditiere. 3 Minuten Meditation verändern die Zirkulation des Blutes. Bei 11 Minuten beginnen Nerven und Drüsen sich zu verändern. 22 Minuten bringen das Ich, Überich und Es ins Gleichgewicht. Sie beginnen zusammenzuarbeiten. Es entsteht eine Balance zwischen der linken und der rechten Hemisphäre. 31 Minuten Meditation erlauben den Drüsen, dem Atem und der Konzentration auf die Zellen und den gesamten Körper einzuwirken. Die Meditation bringt eine Balance der Elemente des menschlichen Körpers, macht uns jung und hilft uns nicht zu reagieren. 62 Minuten Meditation verändern die Zellen im Gehirn und räumen das Unterbewusstsein von negativen Gedanken auf. 120 Minuten Meditation synchronisieren das

elektrische Magnetfeld des Umfelds eines
Menschen mit seinen Emotionen und erlauben es
dem neuen Modell, das wir uns vorgestellt haben,
in Erscheinung zu treten, z.B. Selbstbewusstsein.

Ich vertraue meinem Körper.
Wenn ich intuitiv Entscheidungen treffen möchte,
setze ich meine Sinne ein. So bekomme ich schnell
das Gefühl, was Sache ist.

*„Um ein bestehendes Paradigma zu verändern,
versuchst du nicht, zu kämpfen und das
problematische Modell zu ändern. Du erschaffst
ein neues Modell und machst damit das alte
überflüssig."*
Richard Buckminster Fuller

Im Glück meines Lebens

Die Fähigkeit der Zukunft wird Intuition sein. Um sich in angemessener Weise in die Zukunft hineinbegeben zu können, muss unser Bewusstsein transparent sein und fließen. Wir haben unsere Zukunft bis jetzt durch die Linse der Opferhaltung und des Leidens betrachtet. Wenn wir uns von der Angst befreien, wird es in unserem Leben zu einem „Sich einlassen auf das Leben" kommen.
Wir werden mit sehr wenigen Widerständen leben, es wird nicht so schwierig sein loszulassen oder festzuhalten. In unserer Wahrnehmung werden wir fließend sein, das denken, was zu denken für uns nötig ist, dahin gehen, wohin zu gehen für uns wichtig ist. Zu unserem Wohl ändern wir, was für uns nötig ist zu ändern. Fließen ins Glück und Leichtigkeit habe ich auch mit diesen Impulsen erreicht. So kann ich die Sympathie anderer Menschen erreichen.

1. Sei kein Egoist. Gib Dich natürlich und hüte Dich, alles besser zu wissen.

2. Gib Dir Mühe, die scharfen „Ecken" Deines Charakters anzunehmen und abzuschleifen.

3. Übe Dich in der Fähigkeit, anderen Menschen Sympathie entgegenzubringen.

Übe so lange, bis Du sicher bist, aufrichtiges Verständnis zu empfinden.

4. Lerne, Dir Namen zu merken. Wenn Du Dich nicht daran erinnerst, zeigst Du ein Nichtinteresse.

5. Mache es andern nicht schwer mit Dir zu verkehren. Sei nicht steif.

6. Übe die Kunst, die Dinge natürlich anzunehmen.

7. Schaffe jedes Missverständnis mit anderen Menschen aus der Welt. Trenne Dich von Menschen, die Dir nicht gut tun.

8. Verpasse keine Gelegenheit, ein aufbauendes Wort über den Erfolg anderer zu sagen und sorgenvolle und entmutigte Menschen stark zu machen.

9. Entwickle die Eigenschaft, Interesse an anderen zu empfinden.

10. Mache diese Tricks zu Deiner Geisteshaltung. Gib den Menschen das, was ihnen gut tut: Mut, Kraft, Zuversicht.

Ich übe so lange, bis ich sicher bin. Dabei achte ich auf die Persönlichkeit. Menschen bringen mir dafür Zuneigung und Sympathie entgegen.

Dankbarkeit

„Änderst du die Art, wie du die Dinge betrachtest, dann ändern sich die Dinge, die du betrachtest."
Max Planck

Jeder von uns erlebt jeden Tag verschiedene Situationen. Manche Konflikte finden ihre Lösungen, manche brauchen unsere Hilfe.
So ist mir Folgendes passiert: Eine Frau, die einen Preis bei einem Wettbewerb bekam, verzichtete darauf. Mir waren die Gründe nicht bekannt. War auch nicht wichtig. Fünf Juroren haben ihre Zeit geopfert, sich Mühe gegeben und gaben ihr den Preis.
Sind wir eigentlich bereit anzunehmen, was unser Leben anbietet? Sind wir dankbar dafür, was die anderen für uns tun und sprechen wir es aus?
Oder nehmen wir das Geschenk des Gebens als etwas Selbstverständliches?
Die einfachen Dinge, wie das Lachen eines kleinen Mädchens namens Lotta, haben mir wieder das Richtige gezeigt. „Jane, kennst du die Äffchen?" und sie fing an sie mir zu zeigen. Ich verneinte und sie zeigte sie immer wieder mit einer Begeisterung, wie nur Kinder es können, wenn sie von etwas fasziniert sind. Und wir lachten weiter und weiter.
Es genügt auch, ein einziges Wort zu sagen: „Danke."

Hier einige Tipps, die Sie zu Ihren Glücksmomenten führen können:

Tipp 1

Ich bin still, bevor ich aus dem Haus gehe.

Ich verrichte alle meine Morgenrituale still und bewusst. Damit werden meine Wahrnehmungen für den Tag wach. Nur durch wach werden und bleiben kann man Intuition spüren und schulen.

Tipp 2

Ich gehe zu Fuß zur Haltestelle.

Morgens und abends gehe ich zu Fuß von und nach Hause. Dies ist ein Mittel, den Kopf frei zu bekommen und morgens eigene Wahrnehmungen zu schulen. Vogelgezwitscher, Autos und andere Geräusche mit Morgenfrische oder Abendstille in dem Stadtteil, wo ich wohne. Manche Menschen denken klar beim Gehen. Auch Ideen können kommen.

Tipp 3

Ich sitze in der Bahn mit geschlossenen Augen.

Morgens und abends sitze ich still mit geschlossenen Augen und nehme die Geräusche und Wärme/Kälte des Tages wahr. Besonders morgens kann man damit die Bereitschaft für den Tag stärken, da Lärm und Reize der Umgebung sehr groß sind.

Tipp 4

Ich bin gut gelaunt bei der Arbeit.

Gute Laune ist eine wichtige Voraussetzung, in der Balance zu bleiben und die Konzentration zu unterstützen. Dort, wo wir unsere Energie brauchen, brauchen wir auch Intuition, um die alltäglichen Situationen zu bewältigen.

Tipp 5

Ich beobachte Menschen bei der Arbeit.

Ich beobachte in meiner Arbeit auch andere Menschen. Wie sie mit den Problemen umgehen, wie sie mit verschiedenen Situationen umgehen

und versuche die Kernaussage des Menschen zu
entdecken. Was bewegt einen Menschen? Welche
Glaubenssätze oder Muster kommen zum
Erscheinen. Es ist nicht immer leicht, eigener
Konzentration und eigenem Gespür zu folgen, da
Störfaktoren da sind.

Tipp 6

Ich übe ständig Konzentration.

Sie ist auch da, ich schule in allen möglichen
Situationen meine Konzentration: ein Bild
betrachten, einen Menschen betrachten, die Natur
betrachten, Vögel beobachten. Einfach da sein und
den Bewegungen folgen. In sich hinein hören, ob
man etwas entdecken kann ... Bilder,
Erinnerungen, Symbole.

Tipp 7

Ich setze Prioritäten.

Jeden Tag gibt es verschiedene Aktivitäten, die wir
zu erledigen haben. Ich überlege am Morgen, bevor
der Tag beginnt, in der Stille, was ich am Tag zu
erledigen habe. Ärgere mich nicht, wenn ich nur

die Hälfte geschafft habe. Es ist bewiesen, dass wir nur 50 % der geplanten Aktivitäten erledigen können. Deswegen setze ich mir als Priorität eine oder zwei Sachen, die mir wichtig am Tag sind, je nach meinem Ziel.

Tipp 8

Ich mache Planung.

Wenn ich eine reale Vorstellung habe, was ich am Tag erledigen muss, dann entsteht auch kein Stress. Ich lasse mir Zeit und erledige das Nötigste am Tag. Wenn ich sehe, es läuft nicht, wie ich es geplant habe, lasse ich es. Es gibt einen Rhythmus in der Natur und in unserem Leben, um die Dinge fließen zu lassen.

Tipp 9

Ich nutze die Pausen um Wasser zu trinken.

Wenn ich müde bin, mache ich Pause, trinke zuerst ein Glas stilles Wasser, um zu erfahren, ob ich Durst oder Hunger habe. Unser Körper besteht zu 70% aus Wasser und unsere Zellen brauchen es, um sich regenerieren zu können.

Tipp 10

Ich tue nichts.

Mindestens 15 Minuten täglich tue ich nichts. Das reine Nichts ist Bestandteil unseres Lebens. Wir brauchen eine starke Dosis Nichts. In der Zeit bin ich nicht erreichbar.

Tipp 11

Ich wähle bewusst die Mittags- oder Abendgerichte aus.

Bevor ich Essen vorbereite oder bestelle, höre ich auf die Intuition des Körpers. Die Wahrnehmungen kommen als starke Signale, die der Körper sendet. Meistens ist die erste Wahl die Richtige für den Körper im Moment. Ob ich Salat essen möchte, oder etwas Gekochtes, kann ich kurz vor dem Essen erfahren und dementsprechend handeln.

Tipp 12

Ich gehe ruhig mindestens 20 Minuten am Tag.

Jeden Tag gehe ich ruhig alleine und genieße die Natur oder Umgebung. Dabei versuche ich, auf meinen Körper und Wahrnehmungen zu achten. Ob der Weg neu oder schon bekannt ist, überlasse ich meinem Unterbewusstsein. Ich beobachte nur meine Reaktionen und nehme die Umgebung mit allen Sinnen wahr.

Tipp 13

Ich laufe Treppen hoch und runter.

In einem Hochhaus nehme ich keinen Aufzug, sondern laufe zu Fuß hoch und runter. Diesen Weg benutze ich, um abzuschalten, loszulassen und mich auf die bevorstehenden oder schon stattgefundenen Ereignisse mental vorzubereiten oder abzuschließen. Treppen sind immer besondere Orte, die nicht zu einem bestimmten Platz gehören - zum Stockwerk oder Hof/Straße. Loszulassen und sich zwischen zwei Situationen zu entspannen, tut Körper und Geist gut.

Tipp 14

Ich gehe jede Woche 3-5 mal joggen.

Sich regelmäßig zu bewegen, stärkt die Muskulatur des Körpers, erhöht den Sauerstoffgehalt des Blutes und macht den Kopf frei. Manchmal kommen die besten Ideen im Freien. Oder Sachen, die man zu erledigen hat. Die Intuition meldet sich sehr stark, wenn man Kontakt mit der Natur hat. Die Gefühle sind auch präsent.

Tipp 15

Am Wochenende gehe ich mit der Familie spazieren.

Die gemeinsamen Spaziergänge sind eine Tradition geworden, immer, wenn ich mein Wochenende zu Hause verbringe. Das Gefühl, etwas Gemeinsames mit den Menschen, die mir am Herzen liegen, zu erleben, stärkt das Selbstwertgefühl und lässt freie Räume für ein gemeinsames Schweigen oder Sprechen. Dabei können die anderen Familienmitglieder ihr Feedback über momentane Wahrnehmungen geben oder ergänzen.

Tipp 16

Ich versuche jeden Tag Geräusche wahrzunehmen.

Bewusst die Geräusche wahrzunehmen, stärkt alle Sinnen und öffnet das Tor zur Intuition. Wie viele Vögel, der Wind, die rasenden Autos auf der

Autobahn, Hundegebell - das alles kann man bewusst wahrnehmen und die Wahrnehmung trainieren. Jeder findet die Möglichkeit, es auszuprobieren und gezielt zu üben.

Tipp 17

Bewusst nehme ich Wetterereignisse wahr.

Jede Jahreszeit bietet die Chance, sich der Natur anzupassen, um seine eigene Intuition zu erkennen und zu schulen. Die Temperaturunterschiede wirken auf den eigenen Körper unterschiedlich. Windstärke und Windstille lassen wir mit unseren Gefühlen kommunizieren. Auch Sonnenaufgänge und Sonnenuntergänge wirken sehr stark auf die Emotionen. Wach zu sein und darauf zu achten, wie sich alles im eigenen Körper widerspiegelt, hilft uns, die Balance von Körper, Geist und Seele zu erreichen.

Tipp 18

Ich meditiere jeden Tag 10 Minuten.

Einen eigenen Platz zu haben, den man sich zur Meditation schafft, ist die Voraussetzung loszulassen. Das bringt Ruhe und Stille, die der Körper braucht, um zum inneren Selbst zu kommen. Ich zünde immer ein paar Kerzen und/oder Räucherstäbchen an und trage beim Meditieren meine Mala.

Tipp 19

Ich probiere verschiedene Meditationen aus.

Verschiedene Meditationen auszuprobieren macht Sinn, wenn man fühlt, dass die Ruhe sich nicht einstellt. Herzmeditation, Yogameditation, Gehe-, Tanz- oder andere Meditationsarten helfen dem Geist, sich selber zu finden. Dadurch erweitert sich der eigene Bewusstseinszustand und gleichzeitig erreicht man tiefere Entspannung.

Tipp 20

Ich atme im 4-4-8 Rhythmus.

Ich mache diesen Atemrhythmus immer dann, wenn ich mich beruhigen will, wenn ich nervös, aufgeregt oder gereizt bin. Ich erzwinge kein Atem anhalten oder Steigern des Rhythmus. Das muss ganz allmählich und ohne Mühe kommen. Der Atem ist rhythmisch, langsam, ruhig und geräuschlos. Es ist wissenschaftlich bewiesen, dass dieser Atemrhythmus den Körper entspannt und erfrischt, das Blut reinigt, Kopfschmerzen lindert und gegen Angst- und Depressionszustände hilft.

Tipp 21

Ich beobachte Passanten an der Haltestelle.

Bewusstes Beobachten von Menschen erweitert die Wahrnehmungen und schärft alle Sinne. Ich beobachte immer Passanten an der Haltestelle und versuche herauszufinden, wo sie einsteigen. Dabei lasse ich meine Intuition frei. Die nonverbale Kommunikation des Körpers kann viel erzählen. Auch die äußeren Merkmale eines Menschen geben genug Information, die von den Sinnen verarbeitet werden kann.

Tipp 22

Ich mache mal etwas anders.

Wenn ich spüre, dass ich ungeduldig oder nervös bin, steige ich in die leere Badewanne, lege ich mich hin auf dem Boden oder setze sofort einen Hut auf. Einen kleinen Teil einer Gewohnheit zu ändern, ermöglicht es zu erkennen, dass auch andere Dinge anders sein können. Die Dinge mit anderen Augen zu betrachten hilft, die gewohnten Wahrnehmungen zu verändern und somit der Intuition auf die Spur zu kommen. Plötzlich tauchen Lösungen auf, die Ihnen sonst vielleicht nie aufgefallen wären, bis Sie wie ich öfter erkennen, dass es soeben eine brillante Idee war, die Ihnen helfen kann, Ihre Herzenswünsche zu erfühlen. Schreiben Sie sie auf.

Tipp 23

Ich bin offen für Neuigkeiten über Intuition.

Einmal in der Woche besuche ich online Shops, um zu erfahren, welche neuen Bücher, Hörbücher, Artikel, Zeitschriften es gibt, die mir helfen, mehr über die Erweiterung des Bewusstseins zu erfahren, neue Tipps auszuprobieren oder einfach Berichte von Menschen zu lesen, die schon etwas erlebt und erreicht haben. Die neusten wissenschaftlichen Erkenntnisse im Bereich der Neurobiologie, NLP, Psychologie, Persönlichkeitsentwicklung unterstützen den Weg zur eigenen Intuition. Auch das Neueste bei meinen Coach-Kollegen, die sich damit beschäftigen, gibt mir einen Einblick in die weitere Entwicklung der Menschen.

Tipp 24

Einmal in der Woche sehe ich Videovorträge an.

Dies ist ein sehr effektiver Weg, um Neuigkeiten im Bereich Bewusstseinserweiterung zu erfahren und zu lernen. Dabei sehe ich die Videovorträge in verschiedenen Sprachen an, auch solchen, die ich nicht beherrsche. Somit werden auch die Sinne trainiert, um etwas anderes wahrzunehmen.

Tipp 25

Ich besuche Seminare über Intuitionstraining.

Ein- oder zweimal im Jahr besuche ich bundesweit oder international Seminare, die mir helfen, mein Bewusstsein zu erweitern und Intuition zu schulen. Sich weiter zu entwickeln, gehört zu den wichtigsten Voraussetzungen, seine eigene innere Stimme zu hören und den Alltag erfolgreich zu meistern.

Tipp 26

Mit meiner Freundin gehe ich gemeinsam spazieren.

Mit der Freundin einmal im Monat spazieren zu

gehen und gemeinsam auf einer Bank kurz zu meditieren, hilft der inneren Stimme sich zu entwickeln. Die gemeinsam erlebte stille Zeit eröffnet neue Räume der Wahrnehmung. Das Erlebte danach zu reflektieren macht Freude und schafft mehr Vertrauen.

Tipp 27

Ich mache jeden Tag mindestens zwei Komplimente.

Komplimente machen tut der Seele gut, motiviert Menschen und bringt sie zum Lachen. Es ist sehr leicht Komplimente zu machen, wenn man daran gewöhnt ist, Menschen zu beobachten. Neuigkeiten fallen einem sofort auf und sie auszusprechen, macht sogar beiden Seiten Spaß. Neuer Schmuck oder passendes Make Up und Kleider machen Menschen glücklich. Die Person, die die Komplimente verdient, bin ich auch selber. Ich verdiene es.

Tipp 28

Ich motiviere mich selber.

In schwierigen Zeiten oder Lebenskrisen ist es

manchmal schwer, sich selber zu motivieren. Es braucht Ausdauer und Gelassenheit, sich selber zu beobachten, um zu lernen, wie man sich motiviert. Auf die innere Stimme hören, um zu erfahren, wie die Gefühle sich bemerkbar machen, zeigt uns, wie wir und womit wir uns motivieren können. Ein Satz, Anruf, SMS, Lied, Film, Buch, Lachen des Babys kann einen Menschen wieder auf die Spur bringen. Ich konzentriere mich auf das, was ich geschafft habe und das, was ich mir wünsche.

Tipp 29

Ich tue jeden Tag eine Sache, die zur Erfüllung meiner Wünsche beiträgt/führt.

Auch Risiken einzugehen hilft eigene Träume zu verwirklichen und ist der einzige Weg, um Angstvorstellungen zu hinterfragen oder zu verlieren. Ob man sich in einem gefährlichen Viertel befindet, einen Heiratsantrag macht oder zu öffentlichen Auftritten geht: Man muss sich Zeit nehmen und langsam vorgehen.
Die Tatsache, dass wir Angst haben, müssen wir akzeptieren. Ich beruhige mich mit Akzeptanz, Mitgefühl und stärkenden Gesprächen mit mir selber. Es ist die Zeit, auf die eigene innere Stimme zu hören.

Was hast du Schönes erlebt? Es tut gut, mit Freunden über positive Ereignisse zu reden.

Tipp 30

Ich führe ein Intuitionstagebuch.

Seitdem ich angefangen habe meine Intuition zu schulen, habe ich mir ein Tagebuch speziell für meine Erfahrungen mit Intuition angelegt. Dort schreibe ich die erlebten Meditationen, gezielte Übungen, die ich mache, um mein Bewusstsein zu erweitern, Ideen, Begegnungen, Risiken, falsche Entscheidungen und alles, was mir im alltäglichen Leben begegnet, auf. Ich schreibe und vergesse es. Am Ende des Jahres, in den Tagen, wo ich meine Lebensbilanz ziehe, lese ich das Tagebuch noch einmal, um zu erfahren, wo ich bin. Hat sich meine Intuition verbessert, wo lag ich falsch, was ist noch zu tun, was möchte ich?

Tipp 31

Ich schreibe nach der Meditation neue Ideen auf.

Nach einer langen Meditation fallen in der Regel immer Ideen auf, die uns unterstützen, unseren Weg in die gewünschte Richtung zu gehen. Das können Symbole, Gefühle, Bilder, innere Filme sein. Wie vom Himmel gefallen tauchen plötzlich Handlungen, Entscheidungen, die wir momentan brauchen, auf. Sofort aufschreiben, immer und überall Zettel parat haben. Einfach aufschreiben, ohne darüber nachzudenken.

Tipp 32

Ich lausche bewusst meinen Gefühlen.

Um über mich selber als Person mehr zu erfahren, lausche ich meinen Gefühlen bewusst. Wie reagiere ich, wenn ich wütend bin oder Freude erlebe. Emotionale Intelligenz braucht mehr Raum und den Willen, eigene Gefühle wie ein Forscher zu betrachten. Wann wiederholen sich die Situationen, wer ist der Auslöser, was sagt meine innere Stimme dazu. Was sind die Konsequenzen, wenn ich meine Gefühle freien Lauf lasse oder sie transformiere. Die Intuition kann dazu beitragen, eigene Gefühle richtig zu erkennen und dies zu schulen.

Tipp 33

Bei Entscheidungen lasse ich mir Zeit.

Sich ruhig Zeit lassen, wenn man Entscheidungen treffen muss, ist mit einer Nachdenkzeit verbunden. Öfter bleibt die Klarheit des Moments auf der Strecke, weil die Gefühle für Verwirrung sorgen. Ich lasse mir Zeit und gehe immer dorthin, wo Wasser ist: Bach, Fluss, Meer, Wasserfall. Jeder denkt klar nach, wenn man frei ist, dies zu tun. Die Wahrnehmungen des Körpers, des Körperinneren, verbinde ich mit der Natur, dem Äußeren, und versuche abzuschalten. Irgendwann kommt die Entscheidung von selbst.

Tipp 34

Ich höre auf meinen Körper.

Auf den eigenen Körper achten hilft, der Lebensbalance auf die Spur zu kommen. Bewusst Sport und Bewegungen wahrzunehmen, gehört zu dem täglichen Rhythmus. Ob es mir angenehm ist, ob ich einen Elefanten auf meiner Brust trampeln höre, kann Indiz dafür sein, langsamer voranzugehen. Stress kommt selten nur mit einer Körperwahrnehmung.

Bücher der Autorenfreunde

Heidi Dahlsen

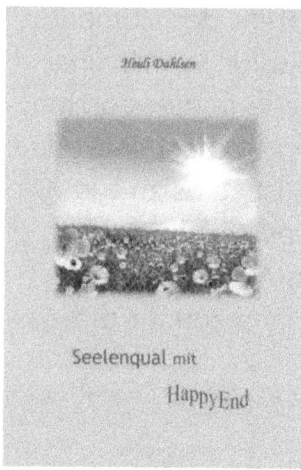

Kurzbeschreibung:

Wie ich die Diagnose Krebs überlebt habe, ohne verrückt zu werden. Als würde mir die Diagnose manisch depressiv nicht bereits genug Probleme bereiten ... nun kam auch noch Krebs hinzu. Die Zeit schien stillzustehen ... ich ergab mich in mein Schicksal voller Angst. Meine Gedanken kreisten zwischen Resignation und Hoffnung. Vertrauen in die Ärzte, die Liebe meiner Familie sowie ein besonderer Geburtstagsgruß ließen mich nicht verzweifeln, sondern positiv in die Zukunft schauen.
Langsam aber stetig ging es bergauf und heute kann ich sagen: „Meine Seelenqual hat ein HappyEnd gefunden, auch ... weil ich mich nicht unterkriegen lasse."

Bisher veröffentlichte Bücher:

„Lebt wohl, Familienmonster"
„Alles wird gut ... irgendwann"
„Ein Hauch Zufriedenheit"
„Gefühlslooping"
„Hoffnungsschimmer"
„Seelenqual mit HappyEnd"
„ElfenZauberei"
„KAMPFANSAGE!"

Homepage:
http://www.autorin-heidi-dahlsen.jimdo.com/

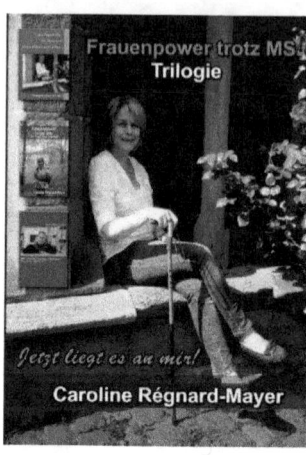

Frauenpower trotz MS - Trilogie: Jetzt liegt es an mir!

Caroline Régnard-Mayer

Die ersten beiden Bücher beschreiben mein Leben mit der Erkrankung Multiple Sklerose. Über das Akzeptieren und den Kampf gegen die MS kam ich zu der Erkenntnis, dass ich einfach anders gesund bin und fand meinen eigenen Weg! Heute bin ich zufriedener und akzeptiere, dass nicht jeder Tag gleich ist mit dieser unheilbaren Krankheit. Ich genieße das Leben auf meine Art und trotz mittlerweile chronisch progredienten Verlauf, schaue ich positiv in die Zukunft, mal mehr, mal weniger. Und somit blieb es nicht aus, dass ich den dritten und letzten Teil der Frauenpower-Serie schrieb: MS-Meine Sonne. Warum nicht einmal positiv denken.

Wenn Sie mehr über mich erfahren wollen, dann besuchen Sie mich auf meiner Homepage: www.frauenpower-ms.jimdo.com

FANTASIE-REISEN

erleben und fühlen

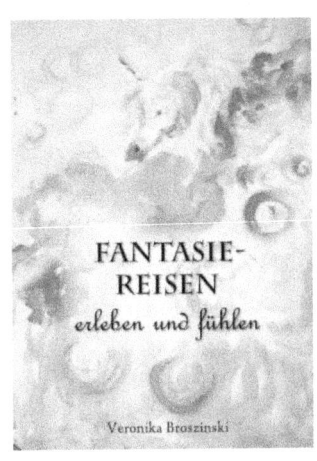

Veronika Broszinski

Klappentext

Anleitung - Kinder und Erwachsene in die
Entspannung zu bringen
Durch diese Fantasiereisen und die Möglichkeit,
eine geführte Meditation durchzuführen, werden
Kinder ebenso wie Erwachsene, in die Lage
gebracht, sich zu entspannen. Die Kreativität sowie
die Sensibilität werden unterstützt, Körper, Geist
und Seele kommen in kürzester Zeit in Einklang.
Ich möchte Sie ermutigen, den Schritt für sich
selbst und für die Kinder zu gehen, in die
Entschleunigung für ALLE zu gelangen.

http://www.amazon.de/FantasieReisen-erleben-
f%C3%BChlen-Veronika-Broszinski-
ebook/dp/B00RVWXB74

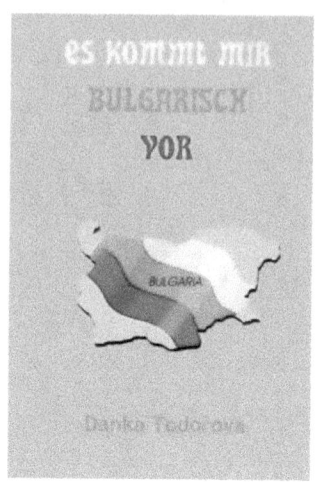

ES KOMMT MIR
BULGARISCH VOR

Danka Todorova

Klappentext

Die vorliegenden Erzählungen entführen den Leser in
die Welt der Reisenden nach und in Bulgarien und lassen
ihn an ihren Erlebnissen teilhaben, teils heiter, teils
betrüblich, manchmal traumhaft-abenteuerlich, wie das
Leben eben so spielt, immer auf der Suche nach neuen
Erfahrungen, dem Glück und wahren Gefühlen.

Leser schreiben
Auch in diesen Erzählungen kommt der wunderbare
Schreibstil der Autorin zum Ausdruck. Sie lässt den
Leser in ihre Seele schauen und schreibt ihre Gedanken
so auf, dass man sich gut einfühlen kann. Außerdem
erfährt man viel über das Land und die Bulgaren. Ich
lese die Reiseberichte der Autorin sehr gern./Heidi/
Dieses Buch liest sich in der Leichtigkeit. Die
Geschichten spiegeln das Leben in Bulgarien wieder.
Zwischen den Zeilen kommen in einer feinsensiblen
Arbeit für die Leser Hinweise, was im Leben wirklich

wichtig ist. Dieses Buch ist für Menschen, welche in ihrem Leben etwas positiv verändern möchten um somit ihre Sichtweise neu auszurichten. /Veronika Broszinski/ Wieder ist der Autorin ein Reisebericht gelungen, der das Land und die Menschen spiegelt und zwar, wie das Leben in Bulgarien wirklich gelebt wird. Einfühlsam mit einer Prise Esprit und Humor beschreibt Frau Todorova die Menschen. Sie verzaubert den Lesern in ein Land das die wenigsten kennen und macht Lust es zu entdecken. /Caroline Régnard-Mayer/

https://www.amazon.de/Es-kommt-mir-bulgarisch-vor-ebook/dp/B00R9PLKA8